CONSIDÉRATIONS

SUR LA

STRUCTURE DES NERFS

PAR

François-Joseph-Romain LE GOFF,

Docteur en médecine de la Faculté de Paris,
Médecin stagiaire au Val-de-Grâce.

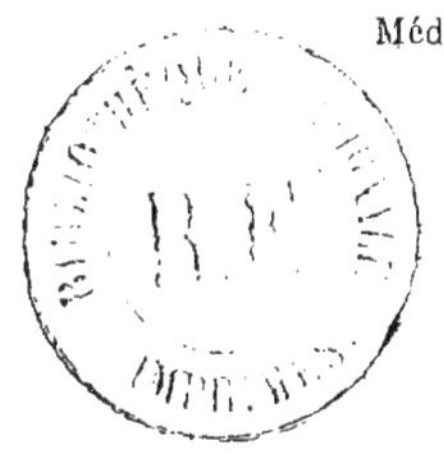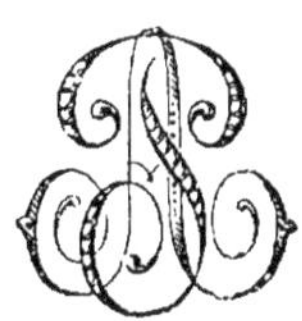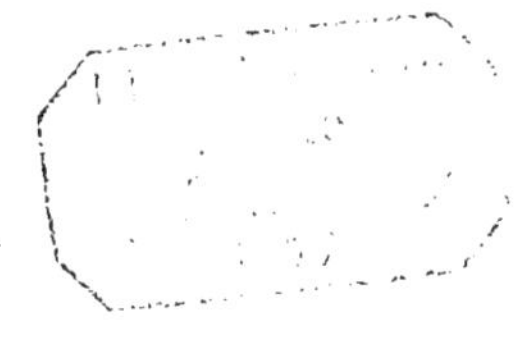

PARIS

A PARENT, IMPRIMEUR DE LA FACULTÉ DE MÉDECINE

RUE MONSIEUR-LE-PRINCE, 29-31

—

1877

A LA MÉMOIRE

DE MA SOEUR

A MES PARENTS

A MON FRÈRE

LA STRUCTURE DES NERFS

INTRODUCTION.

J'aurais voulu, dans cette thèse, étudier complètement la structure des tubes nerveux centraux et périphériques, de leurs annexes, enveloppes, vaisseaux, etc.
Une longue maladie, qui n'est pas encore à son terme,
m'a empêché de remplir mon programme.

J'ai été forcé de m'arrêter à quelques points parti-
culiers.

Je passerai successivement en revue :

1. Les tubes nerveux périphériques;
II. Les tubes nerveux centraux.

Dans cette étude, je m'attacherai surtout à la description des étranglements et à la recherche de leur nature
probable; j'ajouterai enfin quelques mots sur le tissu
lamineux intra-fasciculaire (endonèvre des auteurs), sur
le périnèvre et sur la vascularité du faisceau primitif
nerveux.

I. *Tubes nerveux phériphériques.*

Les nerfs, pour les anciens, étaient toutes les parties
blanches de l'organisme, et ils les confondaient avec les
tendons et les aponévroses. Le vulgaire fait encore la
même confusion ; et, sans remonter à Erasistrate, qui le
premier fit la distinction de ces organes, disons que c'est
à Antoine Leuwenhoeck que nous devons les premières
études vraiment scientifiques des tubes nerveux. Après
lui, vinrent Malpighi, Haller, Bichat, etc.; et, si ces
différents auteurs ont pu se tromper sur quelques
détails, nous devons attribuer leurs erreurs à l'imper-
fection des instruments et des procédés dont ils dis-
posaient.

Les théories de ces savants n'étant plus que des mo-
numents historiques, nous laissons de côté toutes leurs
conceptions pour arriver au commencement de notre siè-
cle et aux auteurs auxquels revient l'honneur d'avoir fait
sortir la lumière des ténèbres. Les noms de Remak, de
Henle, de Valentin, de Purkinge, de Kölliker, de
Schwann, de Bogros, de Robin, de Sappey, de Hoyer, etc.,
et plus récemment de Ranvier et d'Axel Key et Retzius,
forment autant d'échelons dans le développement de
cette partie de la science anatomique. A Remak revient
le mérite d'avoir séparé le premier, au point de vue
microscopique, les éléments des deux sortes de filets
nerveux que Bichat avait si bien distingués au point
de vue macroscopique, les filets d'ordre organique et les
filets d'ordre animal. Schwann décrivit la gaîne primitive
des tubes nerveux, laquelle porte son nom ; le cylindre

d'axe fut étudié par Purkinge, Max Schultze, Frohmann
Gaudry, etc.; le périnèvre, étudié par Henle, Kölliker,
fut nettement décrit comme partie constituante spéciale
des nerfs, et séparé du névrilème par Ch. Robin, qui,
dès l'époque où il en donna une description si remarquable, avait bien vu que l'enveloppe des corpuscules
de Pacini et des corpuscules du tact en sont une dépendance. Il décrivit également sa nature lamelleuse, qui
du reste n'avait point non plus échappé à l'œil de Henle.
Plus tard, vinrent les travaux de Sappey sur les nerfs
(*nervi nervorum*). G. Ponchet, en 1868, montra la disposition des vaisseaux qui pénètrent jusque dans l'intérieur
du périnèvre, et enfin Ranvier, en 1872, décrivit les
tubes nerveux périphériques comme formés d'une série
de segments disposés bout à bout et séparés les uns des
autres par des portions rétrécies ou étranglement ; il fit
une étude remarquable sur l'histologie et la physiologie
des nerfs.

Depuis cette époque, on a cherché à déterminer la
nature exacte des étranglements : c'est ce que Ranvier
lui-même avait déjà entrepris ; c'est ce qu'après lui
A. Key et Retzius et J. Renaut, un de ses élèves, ont
essayé de résoudre. C'est également ce point que nous
étudierons plus spécialement.

Le tube nerveux périphérique se compose de trois
parties fondamentales qui sont de dedans en dehors :

    1° Le cylindre d'axe ;

    2° La gaîne de myéline ;

    3° La gaîne de Schwann (1).

(1) Remak avait signalé de plus la présence d'un liquide entre l'axe
central et la gaîne de myéline. Cette opinion ne paraît pas avoir été
confirmée.

Nous n'entrerons pas dans la structure détaillée de ces diverses parties qui ont été tour à tour étudiées et décrites par les auteurs que nous avons cités plus haut. Nous nous contenterons d'indiquer ici que la gaîne de Schwann présente, de distance en distance et à des intervalles réguliers, des noyaux qui occupent le centre de segments allongés, séparés les uns des autres par des portions rétrécies en étranglements. Ces noyaux sont ovoïdes, souvent nucléés; ils sont situés à la face externe de la gaîne de Schwann, et enveloppés d'une atmosphère granuleuse qui se prolonge plus ou moins loin sous forme de lame très-amincie à la surface de la myéline, entre celle-ci et la gaîne de Schwann.

Nous insistons tout particulièrement sur l'existence de cette matière finement granuleuse, qu'il est très-facile d'observer sur les préparations traitées par l'acide osmique, et qui même, d'après quelques auteurs, formerait, dans certains cas, une gaîne continue extérieure au boudin de myéline.

Quant aux étranglements, ils ont été figurés, il y a déjà longtemps. C'est ainsi que l'on trouve dans la plupart des ouvrages anciens ou modernes des dessins représentant assez exactement les différentes parties qui concourent à leur formation. (Voir Ch. Robin et Littré, *Dictionnaire*; Kœlliker, *Eléments d'histologie humaine*, traduction. Paris, 1868, p. 224, etc.) Seulement, jusqu'à M. Ranvier, on ne considérait ces étranglements que comme des artifices de préparation, et on les confondait avec les cassures habituelles de la myéline qui se produisent dans les tubes nerveux, durcis par l'acide osmi-

que ou tout autre réactif. M. Ranvier a montré (1) que
ces étranglements se reproduisaient à des distances
sensiblement égales et qu'ils décomposaient par suite
le tube nerveux en autant de segments, au milieu de
chacun desquels on rencontre un des noyaux précé-
demment décrits entouré d'une faible quantité de substance granuleuse (2).

Voici comment se présentent, d'après M. Ranvier, les
tubes nerveux que l'on soumet à l'action de picro-car-
minate d'ammoniaque : Examinés à l'état frais ces tubes
montrent de distance en distance des étranglements
annulaires formés par une sorte de bourrelet compris
dans l'épaisseur de la gaîne de Schwann. Si l'on vient
à ajouter une goutte de picrocarminate, la myéline perd
sa réfringence, devient grenue, tandis que le cylindre
d'axe devient jaunâtre et plus apparent. Enfin, si l'action
du picrocarminate se prolonge, le cylindre d'axe se colore
en rouge au niveau de chaque anneau, celui-ci restant
sans coloration spéciale. Au bout de deux ou trois jours,
les cylindres d'axe sont colorés au niveau des étranglements et vers les extrémités des tubes. Ils peuvent éga-

(1) Voy. Recherches sur l'histologie et la physiologie des nerfs (in
Arch. de phys., 1872).

(2) Il importe de distinguer les étranglements de Ranvier des parti-
cularités anatomiques connues sous le nom d'incisures de Lanterman.
(Ueber den feineren Ban der markhaltige Nervenfasern in Mel. f. mih.
Anat. Bd XIII.)

Ces incisures paraissent devoir être attribuées uniquement au mode
de préparation : on les observe sur les pièces traitées par l'acide osmique, au nombre de quelques-unes dans la continuité d'un segment ner
veux de Ranvier. Elles représentent des emboitements réciproques de
fragments de myéline, sans intéresser en aucune façon la gaîne de
Schwann, contrairement à ce qui se produit par les étranglements dont
il sera par suite toujours facile de les distinguer.

lement se colorer en d'autres points par suite de circonstances spéciales, quand, par exemple, le tube nerveux par suite de la dissociation a été contourné en anse, le cylindre d'axe qui, à ce niveau, n'est plus entouré de myéline, se colore dans une certaine étendue.

De ces faits, M. Ranvier conclut que la myéline ne se laisse pas pénétrer par des matières cristalloïdes, et que, si le cylindre d'axe se colore au niveau de chaque étranglement c'est que la myéline manque en ce point. Nous verrons plus loin ce qu'il faut déduire réellement de cette réaction.

L'acide osmique montre également les étranglements annulaires d'une façon très-nette (Ranvier). Les mensurations, de plus, prouvent que les étranglements sont plus rapprochés et, par conséquent, plus nombreux sur les tubes minces que sur les tubes larges. Quant à l'étranglement, lui-même, Ranvier le décrit comme apparaissant à un grossissement de 400 à 600 diamètres, sous la forme d'un ménisque biconcave ou de profil, clair, réfringent et légèrement granuleux. La gaîne de Schwann se confondrait avec le ménisque, et sur chaque face concave du ménisque la myéline se terminerait par des surfaces convexes. Enfin, le ménisque a paru à M. Ranvier comme étant divisé transversalement en deux parties égales par une strie d'une grande finesse.

M. Ranvier tire de ces réactions par l'acide osmique les conclusions suivantes : 1° l'étranglement est divisé en deux parties semblables par la strie transversale décrite plus haute; 2° de chaque côté, cette strie est séparée de la myéline colorée en noir, par un espace

clair qui est occupé par le protoplasme qui tapisse la
membrane de Schwann, et qui se réfléchit sous le disque de la cloison de l'étranglement; 3° le segment in-
terannulaire représente une cellule comparable à la
cellule adipeuse, la myéline pouvant été comparée à la
graisse.

M. Ranvier a montré de plus qu'un faisceau nerveux,
soumis à une imprégnation prolongée du nitrate d'argent, était parsemé de lignes transversales noires et de
petites croix noires ayant la forme dite latine ; et, de fait,
tout en disant que la partie transversale de la croix est
formée par un anneau imprégné d'argent, et que la
branche longitudinale correspond à un cylindre d'axe
également imprégné, il ajoute que l'étranglement forme,
pour le nitrate d'argent, comme pour le picrocarminate d'ammoniaque, *un chemin colloïde qui conduit au
cylindre d'axe la matière cristalloïde qui baigne la surface, du
tube nerveux.*

En ce qui concerne la structure du cylindre d'axe,
cet auteur décrit au niveau ou à peu près au niveau de
l'étranglement un épaississement qu'il considère comme
appartenant à l'espace vide laissé par l'anneau et qui
en oblitérerait l'ouverture. Cependant il reconnaît que,
dans certains cas, on trouve deux renflements biconiques
d'un même côté de l'étranglement, l'un au-dessus,
l'autre au-dessous.

M. Renaut est encore plus explicite sur la nature
du renflement biconique, et dans son travail sur l'anatomie des nerfs, qui vient de paraître dans le Dictionnaire encyclopédique des sciences médicales, il cherche
à démontrer l'existence réelle d'un épaississement en

forme de disque, *le renflement bicone, qui empêche le cylindre d'axe aminci au point de l'étranglement, d'osciller dans l'anneau du tube nerveux incomplétement rempli par son diamètre.*

Pour Key et Retzius, il existerait des étranglements annulaires complets et des étranglements incomplets au niveau desquels on trouverait la gaîne de myéline. Suivant ces auteurs (*Studien in der Anatomie des Nervensystems und des Bindegewebes*, Stokholm, 1876, 2° partie), sur des tubes nerveux traités par l'acide osmique les étranglements apparaissent ordinairement comme des lignes transversales brillantes ou encore comme une lentille biconcave. Cette dernière apparence résulte d'une dépression de la gaîne de Schwann à ce niveau, combinée à un léger épaississement de cette gaîne. Aussi la lentille présente-t-elle en son milieu une fine ligne transversale. Parfois la dépression de la gaîne de Schwann avec accolement des parois n'est bien marquée que d'un côté. A la face externe de l'étranglement on rencontre un peu de matière amorphe finement granuleuse, remplissant plus ou moins l'enfoncement de la gaîne de Schwann. A la face interne apparaît un cercle brillant qui se continue jusqu'à la myéline. Il arrive quelquefois que celle-ci soit continue au niveau des étranglements.

Ces observateurs ont donné dans leur remarquable travail un tableau complet de la longueur des tubes nerveux, ainsi que de la distance entre deux étranglements successifs chez les différents mammifères. Nous en extrayons les principales données suivantes, chez l'homme :

DIAMÈTRE	DISTANCE	LONGUEUR
des tubes nerveux.	entre deux étranglements.	du noyau.
2 μ.	90 μ.	8 μ.
2.4	128.0	12.8
4.0	256.0	16.0
8.0	640.0	16.0
11.2	809.6	9.6
14.4	800.0	8.0
16.0	873.6	9.6

Il résulte de ce tableau que, ainsi que nous l'avons signalé plus haut, deux étranglements successifs sont plus rapprochés les uns des autres sur les tubes minces que sur les tubes larges, tandis que les dimensions du noyau restent sensiblement les mêmes.

Telles sont les opinions des différents auteurs qui se sont occupés le plus récemment de la question des étranglements dans les tubes nerveux périphériques.

Sans vouloir préjuger en rien la question, je désire seulement donner ici les résultats que m'ont fournis les observations que j'ai faites, sur des préparations obtenues à l'aide de divers procédés et réactifs.

J'ai eu d'abord recours à l'observation simple et sans l'aide de réactif, tâchant ainsi de me rapprocher le plus possible de l'état de nature. J'ai ensuite employé les réactifs suivants :

1° L'acide osmique, le nitrate d'argent, le picrocarminate d'ammoniaque , réactifs déjà employés par M. Ranvier.

2° La teinture de tournesol et la solution de purpurine de M. Ranvier.

Dans l'une ou l'autre de ces solutions, je plonge un nerf que je viens d'enlever sur l'animal vivant, j'y laisse la pièce pendant 24 heures, après avoir eu soin de déchirer le périnèvre, afin que l'action du réactif puisse se faire plus facilement sur le tube nerveux. Le lendemain, je dissocie le nerf et je le monte dans la glycérine. S'il s'agit de nerfs traités par la teinture de tournesol, il sera bon d'empêcher que la glycérine ne soit trop acide, afin que la coloration bleue obtenue par la teinture ne soit point modifiée.

Sur des nerfs de chats examinés aussitôt après la mort, on distingue les étranglements, aussi bien qu'avec les réactifs ; mais la myéline n'est point interrompue, et elle semble parsemée de granulations réfractant très-fortement la lumière. Sur des nerfs du même chat que j'avais examinés 24 heures après les avoir plongés dans une solution assez forte de picrocarminate d'ammoniaque, les étranglements étaient visibles. Le cylindre d'axe se montrait très-coloré, surtout au niveau de l'étranglement. Sur des nerfs traités par la teinture de tournesol, les noyaux de la gaîne de Schwann sont fortement colorés en bleu, la myéline est également teinte, moins cependant que les noyaux. A égale distance des noyaux on trouve un plissement de la gaîne de Schwann, qui se distingue nettement de la myéline, laquelle semble généralement continue. Quant au cylindre d'axe, il n'offre pas d'épaississement en ce point.

Dans les nerfs sous-arachnoïdiens, on trouve comme dans les nerfs périphériques, des noyaux ovoïdes aplatis, nucléolés, teints en bleu par le tournesol. L'existence de la gaîne de Schwann, quoique plus mince que dans les nerfs périphériques, ne saurait être mise en doute. Il est facile de la constater le long du rebord granuleux formé par la myéline.

Le traitement des nerfs par la solution de purpurine me paraît intéressant à plusieurs point de vue. Si l'on prend un nerf sur lequel elle a agi pendant vingt-quatre heures et qu'on l'examine à un grossissement considérable, on voit clairement que les noyaux sont séparés les uns des autres et à égale distance par un plissement de la gaîne de Schwann. Sur la plus grande partie des tubes, la coloration de la myéline est rouge, peu foncée et continue. Au niveau du pli on voit que de nombreuses granulations s'y trouvent rassemblées et que la coloration obtenue par la purpurine y est plus accentuée que dans le reste de la gaîne de myéline. Dans d'autres tubes enfin, il semble que ces granulations se sont réunies en un seul bloc et qu'elles divisent la myéline en deux tronçons parfaitement distincts, qui sont séparés l'un de l'autre par un disque rouge réfractant fortement la lumière.

J'ai obtenu les mêmes résultats à l'aide du violet de méthylaniline en ce qui concerne la continuité de la myéline, et l'existence au niveau de l'étranglement d'une petite quantité de substance granuleuse.

Lorsque l'on traite des tubes nerveux par le nitrate d'argent, on voit que, au niveau des étranglements, il existe un précipité noirâtre dû au dépôt du métal au contact des granulations que nous avons vues exister à la face interne de la gaîne de Schwann. Lorsque le nitrate d'argent a agi pendant longtemps, il a, je crois, la propriété de rassembler les granulations en une seule masse qui dès lors se montre sous la forme de disque séparant la myéline et jouissant de la propriété de permettre au sel d'argent d'agir plus facilement en ce point sur le cylindre d'axe et de produire sur celui-ci des réactions qui donnent à la préparation une apparence qu'il ne faudrait point confondre avec la réalité.

Cela est plus net encore lorsque l'on traite par le nitrate d'argent les racines de la moelle dans leur trajet sous-arachnoïdien. On sait, en effet, qu'ici la gaîne de Schwann est extrêmement mince.

Par l'acide osmique j'ai toujours obtenu des cassures de la myéline à égale distance des noyaux de la gaine de Schwann ; mais je n'y ai jamais trouvé, même en examinant avec la plus grande attention, la strie transversale figurée au niveau de l'étranglement par M. Renaut. La myéline, en ce point, est toujours convexe, et il est certain qu'il n'y a point là de *cassure transversale de la myéline.*

Ce que donne l'observation est-il dû à un disque faisant partie du cylindre d'axe, et celui-ci a-t-il en réalité un renflement biconique? C'est ce que nous étudierons plus loin. Le disque préexiste-t-il à l'action des réactifs ou est-il dû seulement à l'accumulation de granulations qui viennent se grouper par suite même de l'action que les agents chimiques exercent sur elle? Ce sont aussi deux questions que nous essaierons d'élucider. En tout cas, voyons dès à présent ce que nous donne l'observation des tubes nerveux à myéline et sans gaîne de Schwann, des cordons blancs de la moelle épinière ;

cette étude pourra peut-être jeter quelque lumière sur la nature des étranglements.

I. — TUBES NERVEUX CENTRAUX.

Les auteurs sont d'accord sur la non-existence de la gaîne de Schwann dans la structure des tubes nerveux des parties centrales. « Une circonstance, dit Kölliker, dans ses *Eléments d'histologie humaine*, sur laquelle on a tout récemment attiré l'attention, c'est que les fibres nerveuses centrales, ainsi que celles de la rétine, du nerf optique et du nerf auditif, n'ont point de gaîne à noyaux. Or, on peut se demander si ces fibres n'auraient point cependant des gaînes entourant la moelle, bien que sans noyaux. Déjà, en 1856, Stannius (Gött. Nachr) a trouvé sur le pétromyzon que les fibres nerveuses des organes centraux n'ont ni gaîne ni moelle. Plus tard, Bidder et Kupffer (Unters über die Textur d. Markes, p. 25) ont confirmé ces observations, qu'ils ont étendues aux fibres nerveuses de la moelle épinière des animaux, et M. Schultze se rallie à cette proposition pour les fibres nerveuses centrales, en général. Comme ces gaînes ne me semblent pas être démontrées avec la précision nécessaire, je me rallie complètement à l'opinion de Schultze. Il est vrai que j'ai fait représenter une telle gaîne sur une fibre du cerveau, mais cette observation, faite il y a seize ans, n'a pu être répétée depuis, de sorte que je ne saurais la considérer comme décisive. Parmi les observateurs récents, Reissner (Müll. Arch., 1860, p. 151) s'est exprimé contre ces gaînes; Stilling (Bau der Nervenfasern, p. 13), Mauthner et Valentin en leur faveur, ce dernier se basant sur des observations faites à la lumière polarisée. »

Robin n'est pas moins affirmatif, et dans le *Dictionnaire de médecine* dit de *Nysten*, à l'article NERVEUX, puis dans l'*Anatomie cellulaire*, 1873, il dit que dans la moelle on trouve des tubes larges et des tubes minces sans paroi propre. Enfin, plus récemment, M. Ranvier a montré que la gaîne de Schwann n'existe pas dans les tubes nerveux de la moelle épinière ; et, dans les comptes rendus de l'Académie des sciences, 1873, 2e semestre, p. 1395, etc., il dit à ce sujet : « La substance fibro-nerveuse (cordons postérieurs et antérolatéraux) montre des tubes nerveux dont la myéline est fixée par l'acide osmique et colorée en noir plus ou moins intense. Chez les mammifères adultes, ces tubes peuvent être isolés dans une longueur de 2 à 3 millim. et cependant on n'y observe ni étranglements annulaires ni noyaux. Chez les embryons, au contraire, les tubes nerveux présentent des cellules appliquées à leur surface ; je reviendrai sur cette disposition dans un autre travail.

« Je n'ai pu distinguer, sur tous les tubes nerveux des centres, une enveloppe membraneuse comparable à la gaîne de Schwann ; cependant, sur quelques gros tubes, j'ai observé autour de la myéline teinte en noir par l'osmium, une membrane incolore et plissée. Cette membrane n'est pas, en tous points, comparable à la gaîne de Schwann, puisque les tubes nerveux de la moelle ne possèdent ni étranglements ni noyaux : peut être est-elle en artifice de préparation. »

Ainsi, tous les auteurs admettent que les tubes nerveux à myéline delamoelle ne possèdent point de gaîne de Schwann.

Dans une note publiée en juillet 1875 dans le *Journal d'anatomie* de M. Charles Robin (p. 403), nous avons montré, M. Tourneux et moi, que le nitrate d'argent déterminait sur les tubes nerveux des centres des précipités analogues à ceux que nous venons d'étudier sur les tubes nerveux périphériques. Nos recherches, disions-nous, ont porté spécialement sur la moelle épinière du bœuf, laquelle, par son volume, se prête facilement à l'examen. Le réactif qui nous à servi a été le nitrate d'argent, et à ce propos nous croyons devoir signaler le procédé que nous avons employé. Une moelle fraîche de bœuf est débarrassée de ses enveloppes (dure-mère, arachnoïde, pie-mère), et la surface de la moelle se trouve ainsi mise à découvert. Après l'avoir lavée soigneusement à l'eau distillée, on la plonge pendant quelques heures dans une solution de nitrate d'argent à 1 pour 1000. Après l'avoir lavée de nouveau à l'eau distillée, on la met dans l'alcool ordinaire qui a l'avantage de durcir la périphérie et de permettre d'en détacher des lambeaux assez larges. Les préparations sont ensuite montées à la glycérine ou dans le baume de Dammar.

Sur des préparations bien réussies, on aperçoit entre les tubes nerveux un précipité de nitrate d'argent qui leur donne l'aspect de cellules allongées séparées par des intervalles noirâtres. Cet aspect est dû à la fois aux lignes dont nous parlons, correspondant aux intervalles des tubes et à d'autres lignes transversales qui viennent

diviser les tubes nerveux eux-mêmes en segments réguliers.

Il est facile de se convaincre que les lignes longitudi-
nales noirâtres sont dues à un précipité de nitrate d'argent, qui s'est fait entre les tubes nerveux, tandis que
les lignes transversales correspondent à la projection
d'un disque noirâtre qui vient embrasser le cylindre
d'axe, et séparer ainsi la myéline en autant de segments.

Quelquefois, comme cela se produit du reste dans les
nerfs périphériques, le nitrate d'argent se dépose autour
du cylindre d'axe et offre ainsi l'aspect d'une croix latine, analogue à celle que M. Ranvier a décrite dans
les nerfs périphériques.

Il résulte de ces recherches que les nerfs de la moelle
épinière présentent, comme les nerfs périphériques, des
étranglements qui viennent séparer la myéline en segment inter-annulaires.

Il est asez difficile de se rendre compte de la nature
de ces étranglements, autrement que par l'existence d'un
disque qui interromprait la myéline de place en place
et qui serait d'une substance jouissant de la propriété
de réduire le nitrate d'argent. Du reste, le précipité qui
existe au niveau des étranglements ne persiste pas toujours sur les préparations comme celui qui se produit
entre les cellules épithéliales des séreuses par exemple ;
c'est ainsi que sur des tubes nerveux périphériques
nous avons pu voir la coloration noirâtre de l'étranglement disparaître peu à peu, et ne laisser qu'un disque
réfringent de même forme que celui dû au dépôt métal-
lique, et indépendant de la gaîne de Schawnn.

Naturellement le procédé que nous avons employé, pas plus que tout autre, ne nous a montré, dans les tubes nerveux centraux, l'existence de la gaîne de Schwann, qui ne saurait être admise. Ce fait a son importance, puis qu'il montre la myéline indépendante jusqu'à un certain point de la gaîne de Schwann.

Si donc on peut obtenir des étranglements sur les tubes nerveux sans gaîne de Schwann de la moëlle de bœuf, il est évident que l'explication donnée des étran-glements des tubes nerveux périphériques n'est pas absolument satisfaisante et qu'ils ont des rapports ma-nifestes avec la gaîne ; celle-ci du moins n'en est pas la raison nécessaire.

Nous avons vu combien MM. Ranvier et Renaut donnent d'importance à l'existence d'un disque biconi-que, que présente le cylindre-d'axe, et il serait pour ainsi dire la condition de sa nutrition, le cylindre-d'axe puisant seulement à cette place et grâce au défaut de la myéline, dans les parties ambiantes, les matériaux nécessaires à sa nutrition, qu'on sait d'ailleurs être très-lente.

Il est certain que dans l'état actuel de la science, nous ignorons absolument les relations d'échange nutriti qui unissent les différentes parties du tube nerveux nous n'avons sur ce point aucune donnée précise ; car, s'il est positif que le cylindre-d'axe cesse de se nourrir normalement quand on détruit sa continuité avec l'élé-ment nerveux cellulaire et que l'altération de la myéline se montre en même temps, nous ignorons d'autre part, de la manière la plus absolue, la nature des échanges qui se faisaient avant la lésion et la nature de ceux qui se font après, soit immédiatement, soit médiatement entre le cylindre-d'axe et le manchon de myéline.

Un autre fait semble d'ailleurs encore contredire à la fois le rôle et la place assignés à ces renflements biconiques.

M. Ranvier lui-même reconnaît qu'il existe souvent, au-dessus comme au-dessous de l'étranglement annulaire, un renflement biconique. Ce point a son importance ; car nous retrouvons le double renflement aussi bien sur les tubes de la moelle, que sur les tubes périphériques, et même il peut exister jusque sur les cylindres d'axe de la substance grise des cornes antérieures de la moëlle de bœuf, traitée par du nitrate d'argent.

Voici, en effet, les particularités que j'ai pu observer sur les cylindres d'axe.

Les stries de Fromann se montrent très-distinctement de place en place, sans aucune régularité ; on constate l'existence de stries très-foncées et plus larges que les autres, répondant exactement aux renflements des cylindres d'axe des tubes nerveux à myéline avec ou sans gaîne de Schwann. Je suis donc amené à penser que ces renflements ne sont pas dus à autre chose qu'à une action spéciale du nitrate d'argent sur la substance propre du cylindre d'axe, et cette opinion me semble d'autant mieux établie que les renflements ne s'obtiennent point à l'aide des autres réactifs.

Maintenant que nous avons passé en revue les différentes réactions de l'acide osmique et du nitrate d'argent sur les tubes nerveux centraux périphériques, nous allons rechercher quelle est la disposition anatomique qui nous rend le mieux compte de l'étranglement.

Nous savons que celui-ci n'est point dû à un renflement du cylindre d'axe segmentant la gaîne de myéline, puisque tout indique que ces renflements ne sont
dus, au contraire, qu'au réactif employé.

Nous savons également que la myéline n'apparaît pas
toujours comme totalement interrompue au niveau des
étranglements. Axel Key et Retzius, en effet, admettent simplement au niveau des étranglements un épaississement de la gaîne de Schwann. Voici comment je
comprends l'existence d'étranglements se faisant à distances égales :

Le cylindre d'axe n'est pour rien dans la formation des
étranglements ;

La myéline n'est pas interrompue, mais elle est continue au niveau de ces étranglements.

Axel Key et Retzius admettent que la gaîne de Schwann
est épaissie à ce niveau. Pour moi, je crois seulement
que la gaîne de Schwann, sans être plus épaisse qu'en
tout autre point, présente simplement à ce niveau une
différence de texture, grâce à laquelle les réactifs peuvent
agir sur la myéline et sur le cylindre-d'axe. Cette différence de texture correspond au niveau des points de
soudure des cellules qui constituaient primitivement la
gaîne de Schwann chez l'embryon. Ainsi expliquons-
nous le précipité de nitrate d'argent se faisant sur une
substance granuleuse existant à l'intérieur de la gaîne
de Schwann et qui ne serait que le reste du corps cellulaire au même titre que la substance granuleuse existant au voisinage des noyaux de segments, et que
M. Ranvier a décrit comme formant le protoplasma de

cellules qu'il compara trop librement peut-être aux cellules graisseuses.

L'acide osmique de son côté ne modifie pas ce dépôt granuleux, mais la myéline se rétractant par l'action du réactif, la gaîne de Schwann apparaît alors seule.

En résumé, nous pensons :

1° Que la gaîne de Schwann est plissée de place en place, et à distances uniformes ;

2° Que, aux points où elle se présente à notre observation comme plissée ou étranglée, le mot étranglement, rendant bien la chose, doit être conservé quelque opinion qu'on se fasse de la nature de l'étranglement, le reste du corps cellulaire qui constituait primitivement la cellule ayant concouru à former la gaîne de Schwann ;

3° Que les réactifs accumulent leur action en ces points, qui sont, pourrait-on dire, des lieux de moindre résistance, *loci minoris resistentiæ*.

4° Que le cylindre d'axe est uniforme dans toute son étendue, et la gaîne de myéline continue elle-même dans la grande majorité des cas. Ce sont les réactifs qui en déterminent les interruptions.

III. — *Annexes des tubes nerveux, — Faisceau primitif.*

Nous supposons connue, dans la description qui va suivre, la structure générale du faisseau primitif.

Nous étudierons successivement comme annexes des tubes nerveux :

1° Le tissu lamineux intra-fasciculaire, ou endonèvre de Ranvier ;

2° Le périnèvre à enveloppe du faisceau primitif.

3° Enfin, nous ajouterons quelques mots sur la vascularitéde ce faisceau.

1° *Endonèvre.* — La structure générale de ce tissu, telle que nous l'avons observée se rapproche beaucoup de la description qu'en a donnée Ranvier. Il est formé en majeure partie de cellules fusiformes allongées dans le sens des tubes nerveux et unies entre elles par de minces prolongements. Parfois ces cellules se présentent comme des éléments aplatis et moulés sur les tubes auxquels ils constituent une sorte de gaîne adventice en dehors de la gaîne de Schwann.

Leur largeur est en général considérable, elle atteint et dépasse souvent 500. D'autres fois, ces cellules sont ramassées sur elles-mêmes, analogues par leur forme aux cellules des tendons, avec lesquelles elles ont cela de commun de présenter des crêtes d'empreinte. Enfin, toutes possèdent un noyau ovoïde qui nous a paru manquer de nucléole.

Sur les coupes transversales du faisceau primitif, ces éléments ramifiés et anastomosés entre eux se montrent sous l'aspect d'un réticulum très-délicat entourant les tubes nerveux, avec des noyaux aux points de confluence.

Pour le bien voir il est nécessaire de pratiquer des coupes très-minces sur des faisceaux durcis par l'acide chromique, et d'éclaircir ensuite la préparation par l'essence de girofle après coloration par le carmin. Quant aux éléments isolés nous les avons très-bien observés sur des pièces traitées par la liqueur de Müller ou encore par l'acide osmique concentré.

2. — PÉRINÈVRE.

Le périnèvre entrevu par Leuvenhoek, injecté par Bogros en 1827, fut également décrit par Henle (voir Kolliker, p. 317). « Un exemple de la première espèce a été figuré déjà par Henle ; moi-même je figurai ensuite ces gaînes, qu'on rencontre dans la queue des larves de grenouilles, et je les considérai comme des membranes nées de cellules formatrices ; plus tard, beaucoup d'observateurs les ont vues décrites. Cette enveloppe fut ensuite décrite par Robin sous le nom de périnèvre. »

Én 1854, Robin (1) fit paraître deux mémoires sur le périnèvre, espèce nouvelle d'éléments anatomiques ; et si la *nature complexe de cette gaîne lamelleuse lui a échappé* (Renaut), il lui reste cependant le mérite de l'avoir bien séparée des autres annexes des nerfs et d'avoir vu que le périnèvre *formait autour des tubes primitife nerveux une enveloppe mince, mais résistante, étendue depuis leur issue des centres nerveux jusqu'à leur terminaisor et que les corpuscules de Pacini et du tact en sont une dépendance.*

En 1865, Hoyer a montré, sur les nerfs de la grenouille et les rameaux allant aux corpuscules de Pacini, qu'il existe une sorte de revètement endothélial.

(1) Mémoire sur le périnèvre, espèce nouvelle d'élément anatomique, in comptes rendus et Mém. de la Soc. de biol., 1854, p. 87, et Arch. générales de médecine, 1854, p. 373.

Ranvier l'a décrit et figuré en 1872 sur les nerfs thoraciques de la souris.

Il résulte des recherches de M. Ranvier (*Arch. de physiologie*, 1872) et de celles plus récentes d'Axel Key et Retzius (*loc.cit.*) que l'on peut aujourd'hui considérer le périnèvre comme formé d'une série de lamelles concentriques, emboîtées les unes dans les autres (1). Seulement, tandis que ces auteurs décrivent un revêtement cellulaire sur les deux faces de chaque lamelle, nos recherches nous porteraient à penser que chaque lamelle périnévrique, de même que la plus externe, suivant les auteurs que nous venons de citer, n'était pourvue d'un revêtement cellulaire qu'à sa face interne. Sur des lamelles dissociées et complètement dissociées après imprégnation par le nitrate d'argent et coloration à l'hématoxylis, il nous a été impossible de découvrir une double couche cellulaire. D'autre part, si l'on considère les corpuscules de Pacini, dont l'enveloppe, ainsi que l'a surtout bien montré Jobert, est en continuité directe avec les lames périnévriques du faisceau aboutissant, on voit que les noyaux dont est parsemé le corpuscule font toujours saillie à la face interne de chaque lamelle déprimant légèrement la lamelle suivante plus intérieure. Les dissociations donnent les mêmes résultats que pour les faisceaux nerveux.

Ce revêtement cellulaire dont la découverte revient à

Cette structure lamellaire du périnèvre paraît avoir été indiquée nettement pour la première par Henle et Meckel dans leur remarquable travail : « Ueber die sagen, Birdesabstaog der centralorgane des Nervensystems » (Henle u. pfeaf's Zeitsch, 1869). Ils s'expriment ainsi : « Dass die Nervenfasern innerhalb der concentrischen Lamellen die das Neurilem der primitivbündel bilden. »

Hoyer, exige, pour être mis en évidence, une imbibition prolongée dans la solution de nitrate d'argent. On aura soin de décomposer préalablement le nerf ou des faisceaux primitifs, aussi bien que possible. Les préparations fines seront traitées dans la glycérine, les plus épaisses dans le baume de Damas. On délimite ainsi sur chaque gaîne une couche de cellules offrant tous les caractères des cellules épithéliales plates des séreuses. Ce sont de larges lamelles à cinq ou six pans, mesurant en moyenne 25 à 30^m de diamètre, à contours assez réguliers. Leur noyau est ovoïde, légèrement en saillie. Nous n'insistons pas davantage sur les caractères de ces éléments qui ont été bien décrits par la plupart des auteurs. Signalons toutefois qu'en ce qui concerne les corpuscules de Pacini, ces cellules diminuent de longueur suivant que l'on considère une lamelle de plus en plus interne. Il en est de même des noyaux qui se trouvent extrêmement réduits sur les dernières lamelles.

Les cellules épithéliales des bases périnévriques représentent, comme la plupart des épithéliums plats, sinon tous, une dérivation spéciale des cellules du feuillet moyen. On les reconnaît aisément chez l'embryon avec noyaux dont est parsemée la gaîne du périnèvre. Celle-ci apparaît de très-bonne heure, comme en général tous les éléments qui concourent à la formation du système nerveux périphérique. MM. Pouchet et F. Tourneux ont en effet montré (1) que des embryons de mouton de 18 millim m. de long. les faisceaux

(1) Voy. Soc. de biol. 23 déc. 1876.

nerveux constituant les nerfs dentaires, étaient nettement délimités dans leur contour et que chacun d'eux
était entouré d'une gaîne pourvue de noyaux relative-
ment volumineux.

3. — VASCULARITE DU FAISCEAU PRIMITIF.

Nous n'avons que peu de choses à dire au sujet de la
vascularité du vaisseau primitif. Todd et Bowman ont
décrit depuis longtemps déjà (1856), les capillaires des
corpuscules de Pacini dans le mésentère du chat.
M. Pouchet a figuré dans le *Journal de l'anatomie*, pour
1867, les vaisseaux dans l'épaisseur des faisceaux primitifs chez le tamanoir. Il a montré que ces vaisseaux
formaient des mailles allongées dont le diamètre trans-
versal mesure en moyenne 70 μ. On peut tirer de ce fait
la conclusion importante suivante, qui s'applique également à la vascularité du grand nombre de tissus : Dès
que le faisceau nerveux aura moins de 70 μ, c'est-à-dire
dès que sa largeur sera moindre que le diamètre trans-
versal d'une maille vasculaire , il ne contiendra pas de
vaisseaux. Il en renferme d'autant plus que son diamètre sera plus considérable.

Le *névrilème* ne nous a rien offert de particulier.

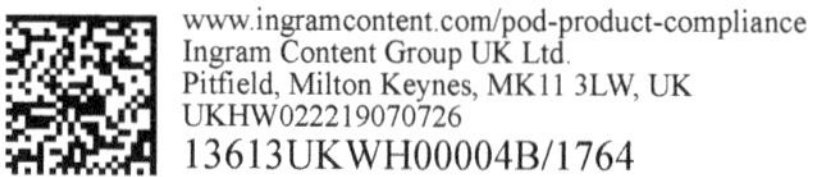